Libro di bordo della manica gastrica

Questo libroappartiene a:

Questo libro vi aiuterà a tenere traccia della vostra dieta quotidiana, delle emozioni, dell'assunzione di vitamine e integratori, del ritmo del sonno, dell'assunzione di proteine, dell'assunzione di acqua e molto altro ancora.

Libro di bordo della manica gastrica

Data : / /

Peso

Consumo di acqua

1 Coppa = 8 OZ

Farmaci/ integratori

	basso	medio	alto
Qualità del sonno	○	○	○
Livello di energia	○	○	○
Livello di attività	○	○	○

Il mio stato d'animo — cattivo · normale · buono
○○○○○○○○○

Esercizio

Note, obiettivi, eventi quotidiani

Registrazione degli alimenti

Alimentazione	Tempo	Immediatamente	Dopo 1 ora	Dopo 3 ore

Traccia la dieta, l'umore, i pasti, le calorie, i farmaci/gli integratori, l'esercizio fisico, il peso e l'intervento di bypass gastrico.

Libro di bordo della manica gastrica

Data : / /

Peso

Consumo di acqua

1 Coppa = 8 OZ

Farmaci/ integratori

	basso	medio	alto
Qualità del sonno	○	○	○
Livello di energia	○	○	○
Livello di attività	○	○	○

Il mio stato d'animo — cattivo ○○○○○○○○○ buono (normale)

Esercizio

Note, obiettivi, eventi quotidiani

Registrazione degli alimenti

Alimentazione	Tempo	Immediatamente	Dopo 1 ora	Dopo 3 ore

Traccia la dieta, l'umore, i pasti, le calorie, i farmaci/gli integratori, l'esercizio fisico, il peso e l'intervento di bypass gastrico.

Libro di bordo della manica gastrica

Data :   /   /

Peso

Consumo di acqua

1 Coppa = 8 OZ

Farmaci/ integratori

	basso	medio	alto
Qualità del sonno	○	○	○
Livello di energia	○	○	○
Livello di attività	○	○	○

Il mio stato d'animo

cattivo — normale — buono

○○○○○○○○○

Esercizio

Note, obiettivi, eventi quotidiani

Registrazione degli alimenti

Alimentazione	Tempo	Immediatamente	Dopo 1 ora	Dopo 3 ore

Traccia la dieta, l'umore, i pasti, le calorie, i farmaci/gli integratori, l'esercizio fisico, il peso e l'intervento di bypass gastrico.

Libro di bordo della manica gastrica

Data :   /   /

Peso

Consumo di acqua

1 Coppa = 8 OZ

Farmaci/ integratori

	basso	medio	alto
Qualità del sonno	○	○	○
Livello di energia	○	○	○
Livello di attività	○	○	○

Il mio stato d'animo   cattivo   normale   buono
○○○○○○○○○

Esercizio

Note, obiettivi, eventi quotidiani

Registrazione degli alimenti

Alimentazione	Tempo	Immediatamente	Dopo 1 ora	Dopo 3 ore

Traccia la dieta, l'umore, i pasti, le calorie, i farmaci/gli integratori, l'esercizio fisico, il peso e l'intervento di bypass gastrico.

Libro di bordo della manica gastrica

Data : / /

Peso

Consumo di acqua

1 Coppa = 8 OZ

Farmaci/ integratori

	basso	medio	alto
Qualità del sonno	○	○	○
Livello di energia	○	○	○
Livello di attività	○	○	○

Il mio stato d'animo — cattivo ○○○○○○○○○ buono (normale)

Esercizio

Note, obiettivi, eventi quotidiani

Registrazione degli alimenti

Alimentazione	Tempo	Immediatamente	Dopo 1 ora	Dopo 3 ore

Traccia la dieta, l'umore, i pasti, le calorie, i farmaci/gli integratori, l'esercizio fisico, il peso e l'intervento di bypass gastrico.

Libro di bordo della manica gastrica

Data : / /

Peso

Consumo di acqua

1 Coppa = 8 OZ

Farmaci/ integratori

	basso	medio	alto
Qualità del sonno	○	○	○
Livello di energia	○	○	○
Livello di attività	○	○	○

Il mio stato d'animo cattivo — normale — buono
○○○○○○○○○

Esercizio

Note, obiettivi, eventi quotidiani

Registrazione degli alimenti

Alimentazione	Tempo	Immediatamente	Dopo 1 ora	Dopo 3 ore

Traccia la dieta, l'umore, i pasti, le calorie, i farmaci/gli integratori, l'esercizio fisico, il peso e l'intervento di bypass gastrico.

Libro di bordo della manica gastrica

Data : / /

Peso

Consumo di acqua

1 Coppa = 8 OZ

Farmaci/ integratori

	basso	medio	alto
Qualità del sonno	○	○	○
Livello di energia	○	○	○
Livello di attività	○	○	○

Il mio stato d'animo — cattivo · normale · buono

○○○○○○○○○

Esercizio

Note, obiettivi, eventi quotidiani

Registrazione degli alimenti

Alimentazione	Tempo	Immediatamente	Dopo 1 ora	Dopo 3 ore

Traccia la dieta, l'umore, i pasti, le calorie, i farmaci/gli integratori, l'esercizio fisico, il peso e l'intervento di bypass gastrico.

Libro di bordo della manica gastrica

Data : / /

Peso

Consumo di acqua

1 Coppa = 8 OZ

Farmaci/ integratori

	basso	medio	alto
Qualità del sonno	○	○	○
Livello di energia	○	○	○
Livello di attività	○	○	○

Il mio stato d'animo — cattivo — normale — buono

Esercizio

Note, obiettivi, eventi quotidiani

Registrazione degli alimenti

Alimentazione	Tempo	Immediatamente	Dopo 1 ora	Dopo 3 ore

Traccia la dieta, l'umore, i pasti, le calorie, i farmaci/gli integratori, l'esercizio fisico, il peso e l'intervento di bypass gastrico.

Libro di bordo della manica gastrica

Data : / /

Peso

Consumo di acqua

1 Coppa = 8 OZ

Farmaci/ integratori

	basso	medio	alto
Qualità del sonno	○	○	○
Livello di energia	○	○	○
Livello di attività	○	○	○

Il mio stato d'animo — cattivo   normale   buono
○○○○○○○○○

Esercizio

Note, obiettivi, eventi quotidiani

Registrazione degli alimenti

Alimentazione	Tempo	Immediatamente	Dopo 1 ora	Dopo 3 ore

Traccia la dieta, l'umore, i pasti, le calorie, i farmaci/gli integratori, l'esercizio fisico, il peso e l'intervento di bypass gastrico.

Libro di bordo della manica gastrica

Data : / /

Peso

Consumo di acqua

1 Coppa = 8 OZ

Farmaci/ integratori

	basso	medio	alto
Qualità del sonno	○	○	○
Livello di energia	○	○	○
Livello di attività	○	○	○

Il mio stato d'animo — cattivo ▾ ○○○○ ▾ ○○○○ ▾ ○ buono (normale)

Esercizio

Note, obiettivi, eventi quotidiani

Registrazione degli alimenti

Alimentazione	Tempo	Immediatamente	Dopo 1 ora	Dopo 3 ore

Traccia la dieta, l'umore, i pasti, le calorie, i farmaci/gli integratori, l'esercizio fisico, il peso e l'intervento di bypass gastrico.

Libro di bordo della manica gastrica

Data : / /

Peso

Consumo di acqua

1 Coppa = 8 OZ

Farmaci/ integratori

	basso	medio	alto
Qualità del sonno	○	○	○
Livello di energia	○	○	○
Livello di attività	○	○	○

Il mio stato d'animo

cattivo   normale   buono

○○○○○○○○○

Esercizio

Note, obiettivi, eventi quotidiani

Registrazione degli alimenti

Alimentazione	Tempo	Immediatamente	Dopo 1 ora	Dopo 3 ore

Traccia la dieta, l'umore, i pasti, le calorie, i farmaci/gli integratori, l'esercizio fisico,
il peso e l'intervento di bypass gastrico.

Libro di bordo della manica gastrica

Data : / /

Peso

Consumo di acqua

1 Coppa = 8 OZ

Farmaci/ integratori

	basso	medio	alto
Qualità del sonno	○	○	○
Livello di energia	○	○	○
Livello di attività	○	○	○

Il mio stato d'animo cattivo ▾ ○○○○○▾○○○○▾ normale — buono

Esercizio

Note, obiettivi, eventi quotidiani

Registrazione degli alimenti

Alimentazione	Tempo	Immediatamente	Dopo 1 ora	Dopo 3 ore

Traccia la dieta, l'umore, i pasti, le calorie, i farmaci/gli integratori, l'esercizio fisico, il peso e l'intervento di bypass gastrico.

Libro di bordo della manica gastrica

Data : / /

Peso

Consumo di acqua

1 Coppa = 8 OZ

Farmaci/ integratori

	basso	medio	alto
Qualità del sonno	○	○	○
Livello di energia	○	○	○
Livello di attività	○	○	○

Il mio stato d'animo — cattivo   normale   buono
○○○○○○○○○

Esercizio

Note, obiettivi, eventi quotidiani

Registrazione degli alimenti

Alimentazione	Tempo	Immediatamente	Dopo 1 ora	Dopo 3 ore

Traccia la dieta, l'umore, i pasti, le calorie, i farmaci/gli integratori, l'esercizio fisico, il peso e l'intervento di bypass gastrico.

Libro di bordo della manica gastrica

Data : / /

Peso

Consumo di acqua

1 Coppa = 8 OZ

Farmaci/ integratori

	basso	medio	alto
Qualità del sonno	○	○	○
Livello di energia	○	○	○
Livello di attività	○	○	○

Il mio stato d'animo — cattivo · normale · buono
○○○○○○○○○○

Esercizio

Note, obiettivi, eventi quotidiani

Registrazione degli alimenti

Alimentazione	Tempo	Immediatamente	Dopo 1 ora	Dopo 3 ore

Traccia la dieta, l'umore, i pasti, le calorie, i farmaci/gli integratori, l'esercizio fisico, il peso e l'intervento di bypass gastrico.

Libro di bordo della manica gastrica

Data : / /

Peso

Consumo di acqua

1 Coppa = 8 OZ

Farmaci/ integratori

	basso	medio	alto
Qualità del sonno	◯	◯	◯
Livello di energia	◯	◯	◯
Livello di attività	◯	◯	◯

Il mio stato d'animo cattivo ◯◯◯◯◯◯◯◯◯ normale buono

Esercizio

Note, obiettivi, eventi quotidiani

Registrazione degli alimenti

Alimentazione	Tempo	Immediatamente	Dopo 1 ora	Dopo 3 ore

Traccia la dieta, l'umore, i pasti, le calorie, i farmaci/gli integratori, l'esercizio fisico, il peso e l'intervento di bypass gastrico.

Libro di bordo della manica gastrica

Data :   /   /

Peso

Consumo di acqua

1 Coppa = 8 OZ

Farmaci/ integratori

	basso	medio	alto
Qualità del sonno	○	○	○
Livello di energia	○	○	○
Livello di attività	○	○	○

Il mio stato d'animo

cattivo — normale — buono

○ ○ ○ ○ ○ ○ ○ ○ ○

Esercizio

Note, obiettivi, eventi quotidiani

Registrazione degli alimenti

Alimentazione	Tempo	Immediatamente	Dopo 1 ora	Dopo 3 ore

Traccia la dieta, l'umore, i pasti, le calorie, i farmaci/gli integratori, l'esercizio fisico,
il peso e l'intervento di bypass gastrico.

Libro di bordo della manica gastrica

Data : / /

Peso

Consumo di acqua

1 Coppa = 8 OZ

Farmaci/ integratori

	basso	medio	alto
Qualità del sonno	○	○	○
Livello di energia	○	○	○
Livello di attività	○	○	○

Il mio stato d'animo

cattivo · normale · buono

○○○○○○○○○

Esercizio

Note, obiettivi, eventi quotidiani

Registrazione degli alimenti

Alimentazione	Tempo	Immediatamente	Dopo 1 ora	Dopo 3 ore

Traccia la dieta, l'umore, i pasti, le calorie, i farmaci/gli integratori, l'esercizio fisico, il peso e l'intervento di bypass gastrico.

Libro di bordo della manica gastrica

Data : / /

Peso

Consumo di acqua

1 Coppa = 8 OZ

Farmaci/ integratori

	basso	medio	alto
Qualità del sonno	○	○	○
Livello di energia	○	○	○
Livello di attività	○	○	○

Il mio stato d'animo

cattivo — normale — buono

○○○○○○○○○

Esercizio

Note, obiettivi, eventi quotidiani

Registrazione degli alimenti

Alimentazione	Tempo	Immediatamente	Dopo 1 ora	Dopo 3 ore

Traccia la dieta, l'umore, i pasti, le calorie, i farmaci/gli integratori, l'esercizio fisico, il peso e l'intervento di bypass gastrico.

Libro di bordo della manica gastrica

Data :   / /

Peso

Consumo di acqua

1 Coppa = 8 OZ

Farmaci/ integratori

	basso	medio	alto
Qualità del sonno	○	○	○
Livello di energia	○	○	○
Livello di attività	○	○	○

Il mio stato d'animo   cattivo — normale — buono   ○○○○○○○○○

Esercizio

Note, obiettivi, eventi quotidiani

Registrazione degli alimenti

Alimentazione	Tempo	Immediatamente	Dopo 1 ora	Dopo 3 ore

Traccia la dieta, l'umore, i pasti, le calorie, i farmaci/gli integratori, l'esercizio fisico, il peso e l'intervento di bypass gastrico.

Libro di bordo della manica gastrica

Data : / /

Peso

Consumo di acqua

1 Coppa = 8 OZ

Farmaci/ integratori

	basso	medio	alto
Qualità del sonno	○	○	○
Livello di energia	○	○	○
Livello di attività	○	○	○

Il mio stato d'animo — cattivo / normale / buono
○○○○○○○○○

Esercizio

Note, obiettivi, eventi quotidiani

Registrazione degli alimenti

Alimentazione	Tempo	Immediatamente	Dopo 1 ora	Dopo 3 ore

*Traccia la dieta, l'umore, i pasti, le calorie, i farmaci/gli integratori, l'esercizio fisico,
il peso e l'intervento di bypass gastrico.*

Libro di bordo della manica gastrica

Data : / /

Peso

Consumo di acqua

1 Coppa = 8 OZ

Farmaci/ integratori

	basso	medio	alto
Qualità del sonno	○	○	○
Livello di energia	○	○	○
Livello di attività	○	○	○

Il mio stato d'animo

cattivo — normale — buono

○○○○○○○○○

Esercizio

Note, obiettivi, eventi quotidiani

Registrazione degli alimenti

Alimentazione	Tempo	Immediatamente	Dopo 1 ora	Dopo 3 ore

Traccia la dieta, l'umore, i pasti, le calorie, i farmaci/gli integratori, l'esercizio fisico, il peso e l'intervento di bypass gastrico.

Libro di bordo della manica gastrica

Data : / /

Peso

Consumo di acqua

1 Coppa = 8 OZ

Farmaci/ integratori

	basso	medio	alto
Qualità del sonno	○	○	○
Livello di energia	○	○	○
Livello di attività	○	○	○

Il mio stato d'animo

cattivo   normale   buono

○○○○○○○○○

Esercizio

Note, obiettivi, eventi quotidiani

Registrazione degli alimenti

Alimentazione	Tempo	Immediatamente	Dopo 1 ora	Dopo 3 ore

Traccia la dieta, l'umore, i pasti, le calorie, i farmaci/gli integratori, l'esercizio fisico, il peso e l'intervento di bypass gastrico.

Libro di bordo della manica gastrica

Data : / /

Peso

Consumo di acqua

1 Coppa = 8 OZ

Farmaci/ integratori

	basso	medio	alto
Qualità del sonno	○	○	○
Livello di energia	○	○	○
Livello di attività	○	○	○

Il mio stato d'animo

cattivo — normale — buono

○○○○○○○○○

Esercizio

Note, obiettivi, eventi quotidiani

Registrazione degli alimenti

Alimentazione	Tempo	Immediatamente	Dopo 1 ora	Dopo 3 ore

Traccia la dieta, l'umore, i pasti, le calorie, i farmaci/gli integratori, l'esercizio fisico, il peso e l'intervento di bypass gastrico.

Libro di bordo della manica gastrica

Data : / /

Peso

Consumo di acqua

1 Coppa = 8 OZ

Farmaci/ integratori

	basso	medio	alto
Qualità del sonno	○	○	○
Livello di energia	○	○	○
Livello di attività	○	○	○

Il mio stato d'animo — cattivo · normale · buono

○○○○○○○○○

Esercizio

Note, obiettivi, eventi quotidiani

Registrazione degli alimenti

Alimentazione	Tempo	Immediatamente	Dopo 1 ora	Dopo 3 ore

Traccia la dieta, l'umore, i pasti, le calorie, i farmaci/gli integratori, l'esercizio fisico, il peso e l'intervento di bypass gastrico.

Libro di bordo della manica gastrica

Data :   / /

Peso

Consumo di acqua

1 Coppa = 8 OZ

Farmaci/ integratori

	basso	medio	alto
Qualità del sonno	○	○	○
Livello di energia	○	○	○
Livello di attività	○	○	○

Il mio stato d'animo — cattivo · normale · buono

○○○○○○○○○

Esercizio

Note, obiettivi, eventi quotidiani

Registrazione degli alimenti

Alimentazione	Tempo	Immediatamente	Dopo 1 ora	Dopo 3 ore

Traccia la dieta, l'umore, i pasti, le calorie, i farmaci/gli integratori, l'esercizio fisico, il peso e l'intervento di bypass gastrico.

Libro di bordo della manica gastrica

Data : / /

Peso

Consumo di acqua

1 Coppa = 8 OZ

Farmaci/ integratori

	basso	medio	alto
Qualità del sonno	○	○	○
Livello di energia	○	○	○
Livello di attività	○	○	○

Il mio stato d'animo cattivo   normale   buono ○○○○○○○○○

Esercizio

Note, obiettivi, eventi quotidiani

Registrazione degli alimenti

Alimentazione	Tempo	Immediatamente	Dopo 1 ora	Dopo 3 ore

Traccia la dieta, l'umore, i pasti, le calorie, i farmaci/gli integratori, l'esercizio fisico, il peso e l'intervento di bypass gastrico.

Libro di bordo della manica gastrica

Data : / /

Peso

Farmaci/ integratori

Consumo di acqua

1 Coppa = 8 OZ

	basso	medio	alto
Qualità del sonno	○	○	○
Livello di energia	○	○	○
Livello di attività	○	○	○

Il mio stato d'animo   cattivo ▾ ○○○○○ ▾ ○○○○○ ▾ buono

normale

Esercizio

Note, obiettivi, eventi quotidiani

Registrazione degli alimenti

Alimentazione	Tempo	Immediatamente	Dopo 1 ora	Dopo 3 ore

*Traccia la dieta, l'umore, i pasti, le calorie, i farmaci/gli integratori, l'esercizio fisico,
il peso e l'intervento di bypass gastrico.*

Libro di bordo della manica gastrica

Data : / /

Peso

Consumo di acqua

1 Coppa = 8 OZ

Farmaci/ integratori

	basso	medio	alto
Qualità del sonno	○	○	○
Livello di energia	○	○	○
Livello di attività	○	○	○

Il mio stato d'animo

cattivo — normale — buono

○○○○○○○○○

Esercizio

Note, obiettivi, eventi quotidiani

Registrazione degli alimenti

Alimentazione	Tempo	Immediatamente	Dopo 1 ora	Dopo 3 ore

Traccia la dieta, l'umore, i pasti, le calorie, i farmaci/gli integratori, l'esercizio fisico, il peso e l'intervento di bypass gastrico.

Libro di bordo della manica gastrica

Data :   / /

Peso

Farmaci/ integratori

Consumo di acqua

1 Coppa = 8 OZ

	basso	medio	alto
Qualità del sonno	○	○	○
Livello di energia	○	○	○
Livello di attività	○	○	○

Il mio stato d'animo

cattivo — normale — buono

○○○○○○○○○

Esercizio

Note, obiettivi, eventi quotidiani

Registrazione degli alimenti

Alimentazione	Tempo	Immediatamente	Dopo 1 ora	Dopo 3 ore

Traccia la dieta, l'umore, i pasti, le calorie, i farmaci/gli integratori, l'esercizio fisico, il peso e l'intervento di bypass gastrico.

Libro di bordo della manica gastrica

Data : / /

Peso

Consumo di acqua

1 Coppa = 8 OZ

Farmaci/ integratori

	basso	medio	alto
Qualità del sonno	○	○	○
Livello di energia	○	○	○
Livello di attività	○	○	○

Il mio stato d'animo — cattivo / normale / buono

○○○○○○○○○

Esercizio

Note, obiettivi, eventi quotidiani

Registrazione degli alimenti

Alimentazione	Tempo	Immediatamente	Dopo 1 ora	Dopo 3 ore

Traccia la dieta, l'umore, i pasti, le calorie, i farmaci/gli integratori, l'esercizio fisico, il peso e l'intervento di bypass gastrico.

Libro di bordo della manica gastrica

Data : / /

Peso

Consumo di acqua

1 Coppa = 8 OZ

Farmaci/ integratori

	basso	medio	alto
Qualità del sonno	○	○	○
Livello di energia	○	○	○
Livello di attività	○	○	○

Il mio stato d'animo — cattivo · normale · buono
○○○○○○○○○

Esercizio

Note, obiettivi, eventi quotidiani

Registrazione degli alimenti

Alimentazione	Tempo	Immediatamente	Dopo 1 ora	Dopo 3 ore

Traccia la dieta, l'umore, i pasti, le calorie, i farmaci/gli integratori, l'esercizio fisico, il peso e l'intervento di bypass gastrico.

Libro di bordo della manica gastrica

Data :   /   /

Peso

Consumo di acqua

1 Coppa = 8 OZ

Farmaci/ integratori

	basso	medio	alto
Qualità del sonno	○	○	○
Livello di energia	○	○	○
Livello di attività	○	○	○

Il mio stato d'animo — cattivo · normale · buono

Esercizio

Note, obiettivi, eventi quotidiani

Registrazione degli alimenti

Alimentazione	Tempo	Immediatamente	Dopo 1 ora	Dopo 3 ore

*Traccia la dieta, l'umore, i pasti, le calorie, i farmaci/gli integratori, l'esercizio fisico,
il peso e l'intervento di bypass gastrico.*

Libro di bordo della manica gastrica

Data : / /

Peso

Consumo di acqua

1 Coppa = 8 OZ

Farmaci/ integratori

	basso	medio	alto
Qualità del sonno	○	○	○
Livello di energia	○	○	○
Livello di attività	○	○	○

Il mio stato d'animo

cattivo — normale — buono

○○○○○○○○○

Esercizio

Note, obiettivi, eventi quotidiani

Registrazione degli alimenti

Alimentazione	Tempo	Immediatamente	Dopo 1 ora	Dopo 3 ore

Traccia la dieta, l'umore, i pasti, le calorie, i farmaci/gli integratori, l'esercizio fisico, il peso e l'intervento di bypass gastrico.

Libro di bordo della manica gastrica

Data : / /

Peso

Consumo di acqua

1 Coppa = 8 OZ

Farmaci/ integratori

	basso	medio	alto
Qualità del sonno	○	○	○
Livello di energia	○	○	○
Livello di attività	○	○	○

Il mio stato d'animo cattivo — normale — buono ○○○○○○○○○

Esercizio

Note, obiettivi, eventi quotidiani

Registrazione degli alimenti

Alimentazione	Tempo	Immediatamente	Dopo 1 ora	Dopo 3 ore

Traccia la dieta, l'umore, i pasti, le calorie, i farmaci/gli integratori, l'esercizio fisico, il peso e l'intervento di bypass gastrico.

Libro di bordo della manica gastrica

Data :   / /

Peso

Consumo di acqua

1 Coppa = 8 OZ

Farmaci/ integratori

	basso	medio	alto
Qualità del sonno	○	○	○
Livello di energia	○	○	○
Livello di attività	○	○	○

Il mio stato d'animo cattivo normale buono
○○○○○○○○○

Esercizio

Note, obiettivi, eventi quotidiani

Registrazione degli alimenti

Alimentazione	Tempo	Immediatamente	Dopo 1 ora	Dopo 3 ore

Traccia la dieta, l'umore, i pasti, le calorie, i farmaci/gli integratori, l'esercizio fisico, il peso e l'intervento di bypass gastrico.

Libro di bordo della manica gastrica

Data : / /

Peso

Consumo di acqua

1 Coppa = 8 OZ

Farmaci/ integratori

	basso	medio	alto
Qualità del sonno	○	○	○
Livello di energia	○	○	○
Livello di attività	○	○	○

Il mio stato d'animo

cattivo — normale — buono

○○○○○○○○○

Esercizio

Note, obiettivi, eventi quotidiani

Registrazione degli alimenti

Alimentazione	Tempo	Immediatamente	Dopo 1 ora	Dopo 3 ore

Traccia la dieta, l'umore, i pasti, le calorie, i farmaci/gli integratori, l'esercizio fisico, il peso e l'intervento di bypass gastrico.

Libro di bordo della manica gastrica

Data : / /

Peso

Consumo di acqua

1 Coppa = 8 OZ

Farmaci/ integratori

	basso	medio	alto
Qualità del sonno	○	○	○
Livello di energia	○	○	○
Livello di attività	○	○	○

Il mio stato d'animo — cattivo · normale · buono
○○○○○○○○○

Esercizio

Note, obiettivi, eventi quotidiani

Registrazione degli alimenti

Alimentazione	Tempo	Immediatamente	Dopo 1 ora	Dopo 3 ore

Traccia la dieta, l'umore, i pasti, le calorie, i farmaci/gli integratori, l'esercizio fisico, il peso e l'intervento di bypass gastrico.

Libro di bordo della manica gastrica

Data : / /

Peso

Consumo di acqua

1 Coppa = 8 OZ

Farmaci/ integratori

	basso	medio	alto
Qualità del sonno	○	○	○
Livello di energia	○	○	○
Livello di attività	○	○	○

Il mio stato d'animo   cattivo — normale — buono
○○○○○○○○○

Esercizio

Note, obiettivi, eventi quotidiani

Registrazione degli alimenti

Alimentazione	Tempo	Immediatamente	Dopo 1 ora	Dopo 3 ore

Traccia la dieta, l'umore, i pasti, le calorie, i farmaci/gli integratori, l'esercizio fisico, il peso e l'intervento di bypass gastrico.

Libro di bordo della manica gastrica

Data : / /

Peso

Consumo di acqua

1 Coppa = 8 OZ

Farmaci/ integratori

	basso	medio	alto
Qualità del sonno	○	○	○
Livello di energia	○	○	○
Livello di attività	○	○	○

Il mio stato d'animo

cattivo — normale — buono

○○○○○○○○○

Esercizio

Note, obiettivi, eventi quotidiani

Registrazione degli alimenti

Alimentazione	Tempo	Immediatamente	Dopo 1 ora	Dopo 3 ore

Traccia la dieta, l'umore, i pasti, le calorie, i farmaci/gli integratori, l'esercizio fisico, il peso e l'intervento di bypass gastrico.

Libro di bordo della manica gastrica

Data : / /

Peso

Consumo di acqua

1 Coppa = 8 OZ

Farmaci/ integratori

	basso	medio	alto
Qualità del sonno	○	○	○
Livello di energia	○	○	○
Livello di attività	○	○	○

Il mio stato d'animo   cattivo   normale   buono
○○○○○○○○○

Esercizio

Note, obiettivi, eventi quotidiani

Registrazione degli alimenti

Alimentazione	Tempo	Immediatamente	Dopo 1 ora	Dopo 3 ore

Traccia la dieta, l'umore, i pasti, le calorie, i farmaci/gli integratori, l'esercizio fisico, il peso e l'intervento di bypass gastrico.

Libro di bordo della manica gastrica

Data : / /

Peso

Consumo di acqua

1 Coppa = 8 OZ

Farmaci/ integratori

	basso	medio	alto
Qualità del sonno	O	O	O
Livello di energia	O	O	O
Livello di attività	O	O	O

Il mio stato d'animo   cattivo — O O O O normale O O O O O buono

Esercizio

Note, obiettivi, eventi quotidiani

Registrazione degli alimenti

Alimentazione	Tempo	Immediatamente	Dopo 1 ora	Dopo 3 ore

Traccia la dieta, l'umore, i pasti, le calorie, i farmaci/gli integratori, l'esercizio fisico, il peso e l'intervento di bypass gastrico.

Libro di bordo della manica gastrica

Data :   / /

Peso

Consumo di acqua

1 Coppa = 8 OZ

Farmaci/ integratori

	basso	medio	alto
Qualità del sonno	○	○	○
Livello di energia	○	○	○
Livello di attività	○	○	○

Il mio stato d'animo

cattivo normale buono

○○○○○○○○○

Esercizio

Note, obiettivi, eventi quotidiani

Registrazione degli alimenti

Alimentazione	Tempo	Immediatamente	Dopo 1 ora	Dopo 3 ore

Traccia la dieta, l'umore, i pasti, le calorie, i farmaci/gli integratori, l'esercizio fisico, il peso e l'intervento di bypass gastrico.

Libro di bordo della manica gastrica

Data : / /

Peso

Consumo di acqua

1 Coppa = 8 OZ

Farmaci/ integratori

	basso	medio	alto
Qualità del sonno	○	○	○
Livello di energia	○	○	○
Livello di attività	○	○	○

Il mio stato d'animo — cattivo ○○○○○○○○○ buono (normale)

Esercizio

Note, obiettivi, eventi quotidiani

Registrazione degli alimenti

Alimentazione	Tempo	Immediatamente	Dopo 1 ora	Dopo 3 ore

Traccia la dieta, l'umore, i pasti, le calorie, i farmaci/gli integratori, l'esercizio fisico, il peso e l'intervento di bypass gastrico.

Libro di bordo della manica gastrica

Data : / /

Peso

Consumo di acqua

1 Coppa = 8 OZ

Farmaci/ integratori

	basso	medio	alto
Qualità del sonno	○	○	○
Livello di energia	○	○	○
Livello di attività	○	○	○

Il mio stato d'animo — cattivo ○○○○○○○○○ buono (normale)

Esercizio

Note, obiettivi, eventi quotidiani

Registrazione degli alimenti

Alimentazione	Tempo	Immediatamente	Dopo 1 ora	Dopo 3 ore

Traccia la dieta, l'umore, i pasti, le calorie, i farmaci/gli integratori, l'esercizio fisico, il peso e l'intervento di bypass gastrico.

Libro di bordo della manica gastrica

Data :   /   /

Peso

Consumo di acqua

1 Coppa = 8 OZ

Farmaci/ integratori

	basso	medio	alto
Qualità del sonno	○	○	○
Livello di energia	○	○	○
Livello di attività	○	○	○

Il mio stato d'animo

cattivo   normale   buono

○○○○○○○○○

Esercizio

Note, obiettivi, eventi quotidiani

Registrazione degli alimenti

Alimentazione	Tempo	Immediatamente	Dopo 1 ora	Dopo 3 ore

Traccia la dieta, l'umore, i pasti, le calorie, i farmaci/gli integratori, l'esercizio fisico, il peso e l'intervento di bypass gastrico.

Libro di bordo della manica gastrica

Data :   /   /

Peso

Farmaci/ integratori

Consumo di acqua

1 Coppa = 8 OZ

	basso	medio	alto
Qualità del sonno	○	○	○
Livello di energia	○	○	○
Livello di attività	○	○	○

Il mio stato d'animo   cattivo   normale   buono   ○○○○○○○○○

Esercizio

Note, obiettivi, eventi quotidiani

Registrazione degli alimenti

Alimentazione	Tempo	Immediatamente	Dopo 1 ora	Dopo 3 ore

Traccia la dieta, l'umore, i pasti, le calorie, i farmaci/gli integratori, l'esercizio fisico, il peso e l'intervento di bypass gastrico.

Libro di bordo della manica gastrica

Data : / /

Peso

Consumo di acqua

1 Coppa = 8 OZ

Farmaci/ integratori

	basso	medio	alto
Qualità del sonno	○	○	○
Livello di energia	○	○	○
Livello di attività	○	○	○

Il mio stato d'animo cattivo ○○○○○○○○○ buono (normale)

Esercizio

Note, obiettivi, eventi quotidiani

Registrazione degli alimenti

Alimentazione	Tempo	Immediatamente	Dopo 1 ora	Dopo 3 ore

Traccia la dieta, l'umore, i pasti, le calorie, i farmaci/gli integratori, l'esercizio fisico, il peso e l'intervento di bypass gastrico.

Libro di bordo della manica gastrica

Data : / /

Peso

Consumo di acqua

1 Coppa = 8 OZ

Farmaci/ integratori

	basso	medio	alto
Qualità del sonno	○	○	○
Livello di energia	○	○	○
Livello di attività	○	○	○

Il mio stato d'animo cattivo — normale ▾ ○○○○○○○○○ buono ▾

Esercizio

Note, obiettivi, eventi quotidiani

Registrazione degli alimenti

Alimentazione	Tempo	Immediatamente	Dopo 1 ora	Dopo 3 ore

Traccia la dieta, l'umore, i pasti, le calorie, i farmaci/gli integratori, l'esercizio fisico, il peso e l'intervento di bypass gastrico.

Libro di bordo della manica gastrica

Data : / /

Peso

Consumo di acqua

1 Coppa = 8 OZ

Farmaci/ integratori

	basso	medio	alto
Qualità del sonno	○	○	○
Livello di energia	○	○	○
Livello di attività	○	○	○

Il mio stato d'animo — cattivo · normale · buono
○○○○○○○○○

Esercizio

Note, obiettivi, eventi quotidiani

Registrazione degli alimenti

Alimentazione	Tempo	Immediatamente	Dopo 1 ora	Dopo 3 ore

Traccia la dieta, l'umore, i pasti, le calorie, i farmaci/gli integratori, l'esercizio fisico, il peso e l'intervento di bypass gastrico.

Libro di bordo della manica gastrica

Data :   / /

Peso

Consumo di acqua

1 Coppa = 8 OZ

Farmaci/ integratori

	basso	medio	alto
Qualità del sonno	○	○	○
Livello di energia	○	○	○
Livello di attività	○	○	○

Il mio stato d'animo   cattivo — normale ▾ — buono ▾

○○○○○○○○○

Esercizio

Note, obiettivi, eventi quotidiani

Registrazione degli alimenti

Alimentazione	Tempo	Immediatamente	Dopo 1 ora	Dopo 3 ore

Traccia la dieta, l'umore, i pasti, le calorie, i farmaci/gli integratori, l'esercizio fisico, il peso e l'intervento di bypass gastrico.

Libro di bordo della manica gastrica

Data :   /   /

Peso

Consumo di acqua

1 Coppa = 8 OZ

Farmaci/ integratori

	basso	medio	alto
Qualità del sonno	◯	◯	◯
Livello di energia	◯	◯	◯
Livello di attività	◯	◯	◯

Il mio stato d'animo   cattivo — normale — buono
◯◯◯◯◯◯◯◯◯

Esercizio

Note, obiettivi, eventi quotidiani

Registrazione degli alimenti

Alimentazione	Tempo	Immediatamente	Dopo 1 ora	Dopo 3 ore

Traccia la dieta, l'umore, i pasti, le calorie, i farmaci/gli integratori, l'esercizio fisico, il peso e l'intervento di bypass gastrico.

Libro di bordo della manica gastrica

Data : / /

Peso

Consumo di acqua

1 Coppa = 8 OZ

Farmaci/ integratori

	basso	medio	alto
Qualità del sonno	○	○	○
Livello di energia	○	○	○
Livello di attività	○	○	○

Il mio stato d'animo

cattivo ▼ ○○○○ normale ▼ ○○ buono ▼ ○○○

Esercizio

Note, obiettivi, eventi quotidiani

Registrazione degli alimenti

Alimentazione	Tempo	Immediatamente	Dopo 1 ora	Dopo 3 ore

Traccia la dieta, l'umore, i pasti, le calorie, i farmaci/gli integratori, l'esercizio fisico, il peso e l'intervento di bypass gastrico.

Libro di bordo della manica gastrica

Data : / /

Peso

Consumo di acqua

1 Coppa = 8 OZ

Farmaci/ integratori

	basso	medio	alto
Qualità del sonno	○	○	○
Livello di energia	○	○	○
Livello di attività	○	○	○

Il mio stato d'animo

cattivo — normale — buono

○○○○○○○○○

Esercizio

Note, obiettivi, eventi quotidiani

Registrazione degli alimenti

Alimentazione	Tempo	Immediatamente	Dopo 1 ora	Dopo 3 ore

Traccia la dieta, l'umore, i pasti, le calorie, i farmaci/gli integratori, l'esercizio fisico, il peso e l'intervento di bypass gastrico.

Libro di bordo della manica gastrica

Data : / /

Peso

Consumo di acqua

1 Coppa = 8 OZ

Farmaci/ integratori

	basso	medio	alto
Qualità del sonno	○	○	○
Livello di energia	○	○	○
Livello di attività	○	○	○

Il mio stato d'animo

cattivo ▾   normale ▾   buono ▾
○○○○○○○○○

Esercizio

Note, obiettivi, eventi quotidiani

Registrazione degli alimenti

Alimentazione	Tempo	Immediatamente	Dopo 1 ora	Dopo 3 ore

Traccia la dieta, l'umore, i pasti, le calorie, i farmaci/gli integratori, l'esercizio fisico, il peso e l'intervento di bypass gastrico.

Libro di bordo della manica gastrica

Data : / /

Peso

Consumo di acqua

1 Coppa = 8 OZ

Farmaci/ integratori

	basso	medio	alto
Qualità del sonno	○	○	○
Livello di energia	○	○	○
Livello di attività	○	○	○

Il mio stato d'animo cattivo ○○○○○○○○○ buono (normale)

Esercizio

Note, obiettivi, eventi quotidiani

Registrazione degli alimenti

Alimentazione	Tempo	Immediatamente	Dopo 1 ora	Dopo 3 ore

Traccia la dieta, l'umore, i pasti, le calorie, i farmaci/gli integratori, l'esercizio fisico, il peso e l'intervento di bypass gastrico.

Libro di bordo della manica gastrica

Data : / /

Peso

Consumo di acqua

1 Coppa = 8 OZ

Farmaci/ integratori

	basso	medio	alto
Qualità del sonno	○	○	○
Livello di energia	○	○	○
Livello di attività	○	○	○

Il mio stato d'animo cattivo — normale — buono ○○○○○○○○○

Esercizio

Note, obiettivi, eventi quotidiani

Registrazione degli alimenti

Alimentazione	Tempo	Immediatamente	Dopo 1 ora	Dopo 3 ore

Traccia la dieta, l'umore, i pasti, le calorie, i farmaci/gli integratori, l'esercizio fisico, il peso e l'intervento di bypass gastrico.

Libro di bordo della manica gastrica

Data : / /

Peso

Consumo di acqua

1 Coppa = 8 OZ

Farmaci/ integratori

	basso	medio	alto
Qualità del sonno	○	○	○
Livello di energia	○	○	○
Livello di attività	○	○	○

Il mio stato d'animo   cattivo ▾ ○○○○○ ▾ ○○○○ buono ▾

Esercizio

Note, obiettivi, eventi quotidiani

Registrazione degli alimenti

Alimentazione	Tempo	Immediatamente	Dopo 1 ora	Dopo 3 ore

Traccia la dieta, l'umore, i pasti, le calorie, i farmaci/gli integratori, l'esercizio fisico, il peso e l'intervento di bypass gastrico.

Libro di bordo della manica gastrica

Data : / /

Peso

Consumo di acqua

1 Coppa = 8 OZ

Farmaci/ integratori

	basso	medio	alto
Qualità del sonno	◯	◯	◯
Livello di energia	◯	◯	◯
Livello di attività	◯	◯	◯

Il mio stato d'animo   cattivo normale buono
◯◯◯◯◯◯◯◯◯

Esercizio

Note, obiettivi, eventi quotidiani

Registrazione degli alimenti

Alimentazione	Tempo	Immediatamente	Dopo 1 ora	Dopo 3 ore

Traccia la dieta, l'umore, i pasti, le calorie, i farmaci/gli integratori, l'esercizio fisico, il peso e l'intervento di bypass gastrico.

Libro di bordo della manica gastrica

Data : / /

Peso

Farmaci/ integratori

Consumo di acqua

1 Coppa = 8 OZ

	basso	medio	alto
Qualità del sonno	○	○	○
Livello di energia	○	○	○
Livello di attività	○	○	○

Il mio stato d'animo cattivo — normale — buono ○○○○○○○○○

Esercizio

Note, obiettivi, eventi quotidiani

Registrazione degli alimenti

Alimentazione	Tempo	Immediatamente	Dopo 1 ora	Dopo 3 ore

Traccia la dieta, l'umore, i pasti, le calorie, i farmaci/gli integratori, l'esercizio fisico, il peso e l'intervento di bypass gastrico.

Libro di bordo della manica gastrica

Data : / /

Peso

Consumo di acqua

1 Coppa = 8 OZ

Farmaci/ integratori

	basso	medio	alto
Qualità del sonno	○	○	○
Livello di energia	○	○	○
Livello di attività	○	○	○

Il mio stato d'animo — cattivo · normale · buono
○○○○○○○○○

Esercizio

Note, obiettivi, eventi quotidiani

Registrazione degli alimenti

Alimentazione	Tempo	Immediatamente	Dopo 1 ora	Dopo 3 ore

Traccia la dieta, l'umore, i pasti, le calorie, i farmaci/gli integratori, l'esercizio fisico, il peso e l'intervento di bypass gastrico.

Libro di bordo della manica gastrica

Data : / /

Peso

Consumo di acqua

1 Coppa = 8 OZ

Farmaci/ integratori

	basso	medio	alto
Qualità del sonno	○	○	○
Livello di energia	○	○	○
Livello di attività	○	○	○

Il mio stato d'animo — cattivo — normale — buono
○○○○○○○○○

Esercizio

Note, obiettivi, eventi quotidiani

Registrazione degli alimenti

Alimentazione	Tempo	Immediatamente	Dopo 1 ora	Dopo 3 ore

Traccia la dieta, l'umore, i pasti, le calorie, i farmaci/gli integratori, l'esercizio fisico, il peso e l'intervento di bypass gastrico.

Libro di bordo della manica gastrica

Data :   /   /

Peso

Consumo di acqua

1 Coppa = 8 OZ

Farmaci/ integratori

	basso	medio	alto
Qualità del sonno	○	○	○
Livello di energia	○	○	○
Livello di attività	○	○	○

Il mio stato d'animo

cattivo — normale — buono

Esercizio

Note, obiettivi, eventi quotidiani

Registrazione degli alimenti

Alimentazione	Tempo	Immediatamente	Dopo 1 ora	Dopo 3 ore

Traccia la dieta, l'umore, i pasti, le calorie, i farmaci/gli integratori, l'esercizio fisico, il peso e l'intervento di bypass gastrico.

Libro di bordo della manica gastrica

Data : / /

Peso

Consumo di acqua

1 Coppa = 8 OZ

Farmaci/ integratori

	basso	medio	alto
Qualità del sonno	○	○	○
Livello di energia	○	○	○
Livello di attività	○	○	○

Il mio stato d'animo cattivo — ○○○○○○○○○ — normale · · · buono

Esercizio

Note, obiettivi, eventi quotidiani

Registrazione degli alimenti

Alimentazione	Tempo	Immediatamente	Dopo 1 ora	Dopo 3 ore

*Traccia la dieta, l'umore, i pasti, le calorie, i farmaci/gli integratori, l'esercizio fisico,
il peso e l'intervento di bypass gastrico.*

Libro di bordo della manica gastrica

Data : / /

Peso

Consumo di acqua

1 Coppa = 8 OZ

Farmaci/ integratori

	basso	medio	alto
Qualità del sonno	○	○	○
Livello di energia	○	○	○
Livello di attività	○	○	○

Il mio stato d'animo

cattivo — normale — buono

○○○○○○○○○

Esercizio

Note, obiettivi, eventi quotidiani

Registrazione degli alimenti

Alimentazione	Tempo	Immediatamente	Dopo 1 ora	Dopo 3 ore

Traccia la dieta, l'umore, i pasti, le calorie, i farmaci/gli integratori, l'esercizio fisico, il peso e l'intervento di bypass gastrico.

Libro di bordo della manica gastrica

Data : / /

Peso

Consumo di acqua

1 Coppa = 8 OZ

Farmaci/ integratori

	basso	medio	alto
Qualità del sonno	◯	◯	◯
Livello di energia	◯	◯	◯
Livello di attività	◯	◯	◯

Il mio stato d'animo — cattivo ◯◯◯◯◯◯◯◯◯ buono (normale)

Esercizio

Note, obiettivi, eventi quotidiani

Registrazione degli alimenti

Alimentazione	Tempo	Immediatamente	Dopo 1 ora	Dopo 3 ore

Traccia la dieta, l'umore, i pasti, le calorie, i farmaci/gli integratori, l'esercizio fisico, il peso e l'intervento di bypass gastrico.

Libro di bordo della manica gastrica

Data : / /

Peso

Consumo di acqua

1 Coppa = 8 OZ

Farmaci/ integratori

	basso	medio	alto
Qualità del sonno	○	○	○
Livello di energia	○	○	○
Livello di attività	○	○	○

Il mio stato d'animo — cattivo ○○○○○○○○○ buono (normale)

Esercizio

Note, obiettivi, eventi quotidiani

Registrazione degli alimenti

Alimentazione	Tempo	Immediatamente	Dopo 1 ora	Dopo 3 ore

Traccia la dieta, l'umore, i pasti, le calorie, i farmaci/gli integratori, l'esercizio fisico, il peso e l'intervento di bypass gastrico.

Libro di bordo della manica gastrica

Data : / /

Peso

Consumo di acqua

1 Coppa = 8 OZ

Farmaci/ integratori

	basso	medio	alto
Qualità del sonno	○	○	○
Livello di energia	○	○	○
Livello di attività	○	○	○

Il mio stato d'animo — *cattivo* ○○○○○○○○○ *buono* (*normale*)

Esercizio

Note, obiettivi, eventi quotidiani

Registrazione degli alimenti

Alimentazione	Tempo	Immediatamente	Dopo 1 ora	Dopo 3 ore

Traccia la dieta, l'umore, i pasti, le calorie, i farmaci/gli integratori, l'esercizio fisico, il peso e l'intervento di bypass gastrico.

Libro di bordo della manica gastrica

Data : / /

Peso

Consumo di acqua

1 Coppa = 8 OZ

Farmaci/ integratori

	basso	medio	alto
Qualità del sonno	○	○	○
Livello di energia	○	○	○
Livello di attività	○	○	○

Il mio stato d'animo — cattivo ○○○○○○○○○ buono (normale)

Esercizio

Note, obiettivi, eventi quotidiani

Registrazione degli alimenti

Alimentazione	Tempo	Immediatamente	Dopo 1 ora	Dopo 3 ore

Traccia la dieta, l'umore, i pasti, le calorie, i farmaci/gli integratori, l'esercizio fisico, il peso e l'intervento di bypass gastrico.

Libro di bordo della manica gastrica

Data : / /

Peso

Consumo di acqua

1 Coppa = 8 OZ

Farmaci/ integratori

	basso	medio	alto
Qualità del sonno	○	○	○
Livello di energia	○	○	○
Livello di attività	○	○	○

Il mio stato d'animo — cattivo — normale — buono
○ ○ ○ ○ ○ ○ ○ ○ ○

Esercizio

Note, obiettivi, eventi quotidiani

Registrazione degli alimenti

Alimentazione	Tempo	Immediatamente	Dopo 1 ora	Dopo 3 ore

*Traccia la dieta, l'umore, i pasti, le calorie, i farmaci/gli integratori, l'esercizio fisico,
il peso e l'intervento di bypass gastrico.*

Libro di bordo della manica gastrica

Data : / /

Peso

Consumo di acqua

1 Coppa = 8 OZ

Farmaci/ integratori

	basso	medio	alto
Qualità del sonno	○	○	○
Livello di energia	○	○	○
Livello di attività	○	○	○

Il mio stato d'animo — cattivo ○○○○○○○○○ buono (normale)

Esercizio

Note, obiettivi, eventi quotidiani

Registrazione degli alimenti

Alimentazione	Tempo	Immediatamente	Dopo 1 ora	Dopo 3 ore

Traccia la dieta, l'umore, i pasti, le calorie, i farmaci/gli integratori, l'esercizio fisico, il peso e l'intervento di bypass gastrico.

Libro di bordo della manica gastrica

<table>
<tr><td>

Data :   / /

Peso

Consumo di acqua

1 Coppa = 8 OZ

</td><td>

Farmaci/ integratori

</td></tr>
</table>

	basso	medio	alto
Qualità del sonno	○	○	○
Livello di energia	○	○	○
Livello di attività	○	○	○

Il mio stato d'animo — cattivo ○○○○○○○○○ buono (normale)

Esercizio

Note, obiettivi, eventi quotidiani

Registrazione degli alimenti

Alimentazione	Tempo	Immediatamente	Dopo 1 ora	Dopo 3 ore

Traccia la dieta, l'umore, i pasti, le calorie, i farmaci/gli integratori, l'esercizio fisico, il peso e l'intervento di bypass gastrico.

Libro di bordo della manica gastrica

Data :   / /

Peso

Consumo di acqua

1 Coppa = 8 OZ

Farmaci/ integratori

	basso	medio	alto
Qualità del sonno	○	○	○
Livello di energia	○	○	○
Livello di attività	○	○	○

Il mio stato d'animo   cattivo ▾ ○○○○ normale ▾ ○○○○ buono ▾ ○

Esercizio

Note, obiettivi, eventi quotidiani

Registrazione degli alimenti

Alimentazione	Tempo	Immediatamente	Dopo 1 ora	Dopo 3 ore

Traccia la dieta, l'umore, i pasti, le calorie, i farmaci/gli integratori, l'esercizio fisico, il peso e l'intervento di bypass gastrico.

Libro di bordo della manica gastrica

Data :   / /

Peso

Consumo di acqua

1 Coppa = 8 OZ

Farmaci/ integratori

	basso	medio	alto
Qualità del sonno	○	○	○
Livello di energia	○	○	○
Livello di attività	○	○	○

Il mio stato d'animo

cattivo — normale — buono

○○○○○○○○○

Esercizio

Note, obiettivi, eventi quotidiani

Registrazione degli alimenti

Alimentazione	Tempo	Immediatamente	Dopo 1 ora	Dopo 3 ore

Traccia la dieta, l'umore, i pasti, le calorie, i farmaci/gli integratori, l'esercizio fisico, il peso e l'intervento di bypass gastrico.

Libro di bordo della manica gastrica

Data : / /

Peso

Consumo di acqua

1 Coppa = 8 OZ

Farmaci/ integratori

	basso	medio	alto
Qualità del sonno	○	○	○
Livello di energia	○	○	○
Livello di attività	○	○	○

Il mio stato d'animo — cattivo · normale · buono ○○○○○○○○○

Esercizio

Note, obiettivi, eventi quotidiani

Registrazione degli alimenti

Alimentazione	Tempo	Immediatamente	Dopo 1 ora	Dopo 3 ore

Traccia la dieta, l'umore, i pasti, le calorie, i farmaci/gli integratori, l'esercizio fisico, il peso e l'intervento di bypass gastrico.

Libro di bordo della manica gastrica

Data : / /

Peso

Consumo di acqua

1 Coppa = 8 OZ

Farmaci/ integratori

	basso	medio	alto
Qualità del sonno	○	○	○
Livello di energia	○	○	○
Livello di attività	○	○	○

Il mio stato d'animo — cattivo — normale — buono
○○○○○○○○○

Esercizio

Note, obiettivi, eventi quotidiani

Registrazione degli alimenti

Alimentazione	Tempo	Immediatamente	Dopo 1 ora	Dopo 3 ore

Traccia la dieta, l'umore, i pasti, le calorie, i farmaci/gli integratori, l'esercizio fisico, il peso e l'intervento di bypass gastrico.

Libro di bordo della manica gastrica

Data : / /

Peso

Consumo di acqua

1 Coppa = 8 OZ

Farmaci/ integratori

	basso	medio	alto
Qualità del sonno	○	○	○
Livello di energia	○	○	○
Livello di attività	○	○	○

Il mio stato d'animo — cattivo ○○○○○○○○○ buono (normale)

Esercizio

Note, obiettivi, eventi quotidiani

Registrazione degli alimenti

Alimentazione	Tempo	Immediatamente	Dopo 1 ora	Dopo 3 ore

Traccia la dieta, l'umore, i pasti, le calorie, i farmaci/gli integratori, l'esercizio fisico, il peso e l'intervento di bypass gastrico.

Libro di bordo della manica gastrica

Data : / /

Peso

Consumo di acqua

1 Coppa = 8 OZ

Farmaci/ integratori

	basso	medio	alto
Qualità del sonno	○	○	○
Livello di energia	○	○	○
Livello di attività	○	○	○

Il mio stato d'animo cattivo ○○○○○○○○○ buono (normale)

Esercizio

Note, obiettivi, eventi quotidiani

Registrazione degli alimenti

Alimentazione	Tempo	Immediatamente	Dopo 1 ora	Dopo 3 ore

Traccia la dieta, l'umore, i pasti, le calorie, i farmaci/gli integratori, l'esercizio fisico, il peso e l'intervento di bypass gastrico.

Libro di bordo della manica gastrica

Data :   / /

Peso

Consumo di acqua

1 Coppa = 8 OZ

Farmaci/ integratori

	basso	medio	alto
Qualità del sonno	○	○	○
Livello di energia	○	○	○
Livello di attività	○	○	○

Il mio stato d'animo   cattivo — normale — buono
○○○○○○○○○

Esercizio

Note, obiettivi, eventi quotidiani

Registrazione degli alimenti

Alimentazione	Tempo	Immediatamente	Dopo 1 ora	Dopo 3 ore

Traccia la dieta, l'umore, i pasti, le calorie, i farmaci/gli integratori, l'esercizio fisico,
il peso e l'intervento di bypass gastrico.

Libro di bordo della manica gastrica

Data : / /

Peso

Consumo di acqua

1 Coppa = 8 OZ

Farmaci/ integratori

	basso	medio	alto
Qualità del sonno	○	○	○
Livello di energia	○	○	○
Livello di attività	○	○	○

Il mio stato d'animo cattivo — normale — buono
○○○○○○○○○

Esercizio

Note, obiettivi, eventi quotidiani

Registrazione degli alimenti

Alimentazione	Tempo	Immediatamente	Dopo 1 ora	Dopo 3 ore

Traccia la dieta, l'umore, i pasti, le calorie, i farmaci/gli integratori, l'esercizio fisico, il peso e l'intervento di bypass gastrico.

Libro di bordo della manica gastrica

Data : / /

Peso

Consumo di acqua

1 Coppa = 8 OZ

Farmaci/ integratori

	basso	medio	alto
Qualità del sonno	○	○	○
Livello di energia	○	○	○
Livello di attività	○	○	○

Il mio stato d'animo

cattivo — normale — buono

○○○○○○○○○

Esercizio

Note, obiettivi, eventi quotidiani

Registrazione degli alimenti

Alimentazione	Tempo	Immediatamente	Dopo 1 ora	Dopo 3 ore

Traccia la dieta, l'umore, i pasti, le calorie, i farmaci/gli integratori, l'esercizio fisico, il peso e l'intervento di bypass gastrico.

Libro di bordo della manica gastrica

Data : / /

Peso

Consumo di acqua

1 Coppa = 8 OZ

Farmaci/ integratori

	basso	medio	alto
Qualità del sonno	○	○	○
Livello di energia	○	○	○
Livello di attività	○	○	○

Il mio stato d'animo — cattivo ○○○○○○○○○ buono (normale)

Esercizio

Note, obiettivi, eventi quotidiani

Registrazione degli alimenti

Alimentazione	Tempo	Immediatamente	Dopo 1 ora	Dopo 3 ore

Traccia la dieta, l'umore, i pasti, le calorie, i farmaci/gli integratori, l'esercizio fisico, il peso e l'intervento di bypass gastrico.

Libro di bordo della manica gastrica

Data : / /

Peso

Consumo di acqua

1 Coppa = 8 OZ

Farmaci/ integratori

	basso	medio	alto
Qualità del sonno	○	○	○
Livello di energia	○	○	○
Livello di attività	○	○	○

Il mio stato d'animo — cattivo ○○○○○○○○○ buono (normale)

Esercizio

Note, obiettivi, eventi quotidiani

Registrazione degli alimenti

Alimentazione	Tempo	Immediatamente	Dopo 1 ora	Dopo 3 ore

Traccia la dieta, l'umore, i pasti, le calorie, i farmaci/gli integratori, l'esercizio fisico, il peso e l'intervento di bypass gastrico.

Libro di bordo della manica gastrica

Data : / /

Peso

Consumo di acqua

1 Coppa = 8 OZ

Farmaci/ integratori

	basso	medio	alto
Qualità del sonno	○	○	○
Livello di energia	○	○	○
Livello di attività	○	○	○

Il mio stato d'animo — cattivo · normale · buono

○○○○○○○○○

Esercizio

Note, obiettivi, eventi quotidiani

Registrazione degli alimenti

Alimentazione	Tempo	Immediatamente	Dopo 1 ora	Dopo 3 ore

Traccia la dieta, l'umore, i pasti, le calorie, i farmaci/gli integratori, l'esercizio fisico, il peso e l'intervento di bypass gastrico.

Libro di bordo della manica gastrica

Data :   /   /

Peso

Consumo di acqua

1 Coppa = 8 OZ

Farmaci/ integratori

	basso	medio	alto
Qualità del sonno	○	○	○
Livello di energia	○	○	○
Livello di attività	○	○	○

Il mio stato d'animo cattivo — normale — buono ○○○○○○○○○

Esercizio

Note, obiettivi, eventi quotidiani

Registrazione degli alimenti

Alimentazione	Tempo	Immediatamente	Dopo 1 ora	Dopo 3 ore

Traccia la dieta, l'umore, i pasti, le calorie, i farmaci/gli integratori, l'esercizio fisico, il peso e l'intervento di bypass gastrico.

Libro di bordo della manica gastrica

Data :   /   /

Peso

Consumo di acqua

1 Coppa = 8 OZ

Farmaci/ integratori

	basso	medio	alto
Qualità del sonno	○	○	○
Livello di energia	○	○	○
Livello di attività	○	○	○

Il mio stato d'animo   cattivo   normale   buono
○○○○○○○○○

Esercizio

Note, obiettivi, eventi quotidiani

Registrazione degli alimenti

Alimentazione	Tempo	Immediatamente	Dopo 1 ora	Dopo 3 ore

Traccia la dieta, l'umore, i pasti, le calorie, i farmaci/gli integratori, l'esercizio fisico, il peso e l'intervento di bypass gastrico.

Libro di bordo della manica gastrica

Data : / /

Peso

Consumo di acqua

1 Coppa = 8 OZ

Farmaci/ integratori

	basso	medio	alto
Qualità del sonno	○	○	○
Livello di energia	○	○	○
Livello di attività	○	○	○

Il mio stato d'animo   cattivo ▾ normale ▾ buono ▾   ○○○○○○○○○

Esercizio

Note, obiettivi, eventi quotidiani

Registrazione degli alimenti

Alimentazione	Tempo	Immediatamente	Dopo 1 ora	Dopo 3 ore

Traccia la dieta, l'umore, i pasti, le calorie, i farmaci/gli integratori, l'esercizio fisico, il peso e l'intervento di bypass gastrico.

Libro di bordo della manica gastrica

Data : / /

Peso

Consumo di acqua

1 Coppa = 8 OZ

Farmaci/ integratori

	basso	medio	alto
Qualità del sonno	◯	◯	◯
Livello di energia	◯	◯	◯
Livello di attività	◯	◯	◯

Il mio stato d'animo — cattivo · normale · buono

◯◯◯◯◯◯◯◯◯

Esercizio

Note, obiettivi, eventi quotidiani

Registrazione degli alimenti

Alimentazione	Tempo	Immediatamente	Dopo 1 ora	Dopo 3 ore

Traccia la dieta, l'umore, i pasti, le calorie, i farmaci/gli integratori, l'esercizio fisico, il peso e l'intervento di bypass gastrico.

Libro di bordo della manica gastrica

Data : / /

Peso

Consumo di acqua

1 Coppa = 8 OZ

Farmaci/ integratori

	basso	medio	alto
Qualità del sonno	○	○	○
Livello di energia	○	○	○
Livello di attività	○	○	○

Il mio stato d'animo — cattivo — normale — buono
○○○○○○○○○

Esercizio

Note, obiettivi, eventi quotidiani

Registrazione degli alimenti

Alimentazione	Tempo	Immediatamente	Dopo 1 ora	Dopo 3 ore

Traccia la dieta, l'umore, i pasti, le calorie, i farmaci/gli integratori, l'esercizio fisico, il peso e l'intervento di bypass gastrico.

Libro di bordo della manica gastrica

Data : / /

Peso

Consumo di acqua

1 Coppa = 8 OZ

Farmaci/ integratori

	basso	medio	alto
Qualità del sonno	○	○	○
Livello di energia	○	○	○
Livello di attività	○	○	○

Il mio stato d'animo — cattivo · normale · buono
○○○○○○○○○

Esercizio

Note, obiettivi, eventi quotidiani

Registrazione degli alimenti

Alimentazione	Tempo	Immediatamente	Dopo 1 ora	Dopo 3 ore

Traccia la dieta, l'umore, i pasti, le calorie, i farmaci/gli integratori, l'esercizio fisico, il peso e l'intervento di bypass gastrico.

Libro di bordo della manica gastrica

Data : / /

Peso

Farmaci/ integratori

Consumo di acqua

1 Coppa = 8 OZ

	basso	medio	alto
Qualità del sonno	○	○	○
Livello di energia	○	○	○
Livello di attività	○	○	○

Il mio stato d'animo

cattivo normale buono

○○○○○○○○○

Esercizio

Note, obiettivi, eventi quotidiani

Registrazione degli alimenti

Alimentazione	Tempo	Immediatamente	Dopo 1 ora	Dopo 3 ore

Traccia la dieta, l'umore, i pasti, le calorie, i farmaci/gli integratori, l'esercizio fisico, il peso e l'intervento di bypass gastrico.

Libro di bordo della manica gastrica

Data : / /

Peso

Consumo di acqua

1 Coppa = 8 OZ

Farmaci/ integratori

	basso	medio	alto
Qualità del sonno	○	○	○
Livello di energia	○	○	○
Livello di attività	○	○	○

Il mio stato d'animo cattivo — normale — buono ○○○○○○○○○

Esercizio

Note, obiettivi, eventi quotidiani

Registrazione degli alimenti

Alimentazione	Tempo	Immediatamente	Dopo 1 ora	Dopo 3 ore

Traccia la dieta, l'umore, i pasti, le calorie, i farmaci/gli integratori, l'esercizio fisico, il peso e l'intervento di bypass gastrico.

Libro di bordo della manica gastrica

Data :   / /

Peso

Consumo di acqua

1 Coppa = 8 OZ

Farmaci/ integratori

	basso	medio	alto
Qualità del sonno	○	○	○
Livello di energia	○	○	○
Livello di attività	○	○	○

Il mio stato d'animo — cattivo · normale · buono
○○○○○○○○○

Esercizio

Note, obiettivi, eventi quotidiani

Registrazione degli alimenti

Alimentazione	Tempo	Immediatamente	Dopo 1 ora	Dopo 3 ore

Traccia la dieta, l'umore, i pasti, le calorie, i farmaci/gli integratori, l'esercizio fisico, il peso e l'intervento di bypass gastrico.

Libro di bordo della manica gastrica

Data :   /   /

Peso

Consumo di acqua

1 Coppa = 8 OZ

Farmaci/ integratori

	basso	medio	alto
Qualità del sonno	○	○	○
Livello di energia	○	○	○
Livello di attività	○	○	○

Il mio stato d'animo cattivo normale buono
○○○○○○○○○

Esercizio

Note, obiettivi, eventi quotidiani

Registrazione degli alimenti

Alimentazione	Tempo	Immediatamente	Dopo 1 ora	Dopo 3 ore

*Traccia la dieta, l'umore, i pasti, le calorie, i farmaci/gli integratori, l'esercizio fisico,
il peso e l'intervento di bypass gastrico.*

Libro di bordo della manica gastrica

Data : / /

Peso

Consumo di acqua

1 Coppa = 8 OZ

Farmaci/ integratori

	basso	medio	alto
Qualità del sonno	○	○	○
Livello di energia	○	○	○
Livello di attività	○	○	○

Il mio stato d'animo cattivo — normale — buono ○○○○○○○○○

Esercizio

Note, obiettivi, eventi quotidiani

Registrazione degli alimenti

Alimentazione	Tempo	Immediatamente	Dopo 1 ora	Dopo 3 ore

Traccia la dieta, l'umore, i pasti, le calorie, i farmaci/gli integratori, l'esercizio fisico, il peso e l'intervento di bypass gastrico.

Libro di bordo della manica gastrica

Data : / /

Peso

Consumo di acqua

1 Coppa = 8 OZ

Farmaci/ integratori

	basso	medio	alto
Qualità del sonno	○	○	○
Livello di energia	○	○	○
Livello di attività	○	○	○

Il mio stato d'animo

cattivo — normale — buono

○○○○○○○○○

Esercizio

Note, obiettivi, eventi quotidiani

Registrazione degli alimenti

Alimentazione	Tempo	Immediatamente	Dopo 1 ora	Dopo 3 ore

Traccia la dieta, l'umore, i pasti, le calorie, i farmaci/gli integratori, l'esercizio fisico, il peso e l'intervento di bypass gastrico.

Libro di bordo della manica gastrica

Data : / /

Peso

Consumo di acqua

1 Coppa = 8 OZ

Farmaci/ integratori

	basso	medio	alto
Qualità del sonno	○	○	○
Livello di energia	○	○	○
Livello di attività	○	○	○

Il mio stato d'animo

cattivo — normale — buono

○○○○○○○○○

Esercizio

Note, obiettivi, eventi quotidiani

Registrazione degli alimenti

Alimentazione	Tempo	Immediatamente	Dopo 1 ora	Dopo 3 ore

Traccia la dieta, l'umore, i pasti, le calorie, i farmaci/gli integratori, l'esercizio fisico, il peso e l'intervento di bypass gastrico.

Libro di bordo della manica gastrica

Data : / /

Peso

Consumo di acqua

1 Coppa = 8 OZ

Farmaci/ integratori

	basso	medio	alto
Qualità del sonno	○	○	○
Livello di energia	○	○	○
Livello di attività	○	○	○

Il mio stato d'animo

cattivo · normale · buono
○○○○○○○○○

Esercizio

Note, obiettivi, eventi quotidiani

Registrazione degli alimenti

Alimentazione	Tempo	Immediatamente	Dopo 1 ora	Dopo 3 ore

Traccia la dieta, l'umore, i pasti, le calorie, i farmaci/gli integratori, l'esercizio fisico, il peso e l'intervento di bypass gastrico.

Libro di bordo della manica gastrica

Data : / /

Peso

Consumo di acqua

1 Coppa = 8 OZ

Farmaci/ integratori

	basso	medio	alto
Qualità del sonno	○	○	○
Livello di energia	○	○	○
Livello di attività	○	○	○

Il mio stato d'animo — cattivo · normale · buono
○○○○○○○○○

Esercizio

Note, obiettivi, eventi quotidiani

Registrazione degli alimenti

Alimentazione	Tempo	Immediatamente	Dopo 1 ora	Dopo 3 ore

Traccia la dieta, l'umore, i pasti, le calorie, i farmaci/gli integratori, l'esercizio fisico, il peso e l'intervento di bypass gastrico.

Libro di bordo della manica gastrica

Data : / /

Peso

Consumo di acqua

1 Coppa = 8 OZ

Farmaci/ integratori

	basso	medio	alto
Qualità del sonno	○	○	○
Livello di energia	○	○	○
Livello di attività	○	○	○

Il mio stato d'animo

cattivo — normale — buono

○ ○ ○ ○ ○ ○ ○ ○ ○

Esercizio

Note, obiettivi, eventi quotidiani

Registrazione degli alimenti

Alimentazione	Tempo	Immediatamente	Dopo 1 ora	Dopo 3 ore

Traccia la dieta, l'umore, i pasti, le calorie, i farmaci/gli integratori, l'esercizio fisico, il peso e l'intervento di bypass gastrico.

Libro di bordo della manica gastrica

Data : / /

Peso

Consumo di acqua

1 Coppa = 8 OZ

Farmaci/ integratori

	basso	medio	alto
Qualità del sonno	○	○	○
Livello di energia	○	○	○
Livello di attività	○	○	○

Il mio stato d'animo — cattivo · normale · buono
○○○○○○○○○

Esercizio

Note, obiettivi, eventi quotidiani

Registrazione degli alimenti

Alimentazione	Tempo	Immediatamente	Dopo 1 ora	Dopo 3 ore

Traccia la dieta, l'umore, i pasti, le calorie, i farmaci/gli integratori, l'esercizio fisico, il peso e l'intervento di bypass gastrico.

Libro di bordo della manica gastrica

Data : / /

Peso

Consumo di acqua

1 Coppa = 8 OZ

Farmaci/ integratori

	basso	medio	alto
Qualità del sonno	○	○	○
Livello di energia	○	○	○
Livello di attività	○	○	○

Il mio stato d'animo   cattivo   normale   buono
○○○○○○○○○

Esercizio

Note, obiettivi, eventi quotidiani

Registrazione degli alimenti

Alimentazione	Tempo	Immediatamente	Dopo 1 ora	Dopo 3 ore

Traccia la dieta, l'umore, i pasti, le calorie, i farmaci/gli integratori, l'esercizio fisico, il peso e l'intervento di bypass gastrico.

Libro di bordo della manica gastrica

Data : / /

Peso

Consumo di acqua

1 Coppa = 8 OZ

Farmaci/ integratori

	basso	medio	alto
Qualità del sonno	○	○	○
Livello di energia	○	○	○
Livello di attività	○	○	○

Il mio stato d'animo — cattivo ○○○○○○○○○ buono (normale)

Esercizio

Note, obiettivi, eventi quotidiani

Registrazione degli alimenti

Alimentazione	Tempo	Immediatamente	Dopo 1 ora	Dopo 3 ore

Traccia la dieta, l'umore, i pasti, le calorie, i farmaci/gli integratori, l'esercizio fisico, il peso e l'intervento di bypass gastrico.

Libro di bordo della manica gastrica

Data : / /

Peso

Consumo di acqua

1 Coppa = 8 OZ

Farmaci/ integratori

	basso	medio	alto
Qualità del sonno	○	○	○
Livello di energia	○	○	○
Livello di attività	○	○	○

Il mio stato d'animo cattivo — ○○○○○○○○○ — normale — buono

Esercizio

Note, obiettivi, eventi quotidiani

Registrazione degli alimenti

Alimentazione	Tempo	Immediatamente	Dopo 1 ora	Dopo 3 ore

Traccia la dieta, l'umore, i pasti, le calorie, i farmaci/gli integratori, l'esercizio fisico, il peso e l'intervento di bypass gastrico.

Libro di bordo della manica gastrica

Data :   / /

Peso

Consumo di acqua

1 Coppa = 8 OZ

Farmaci/ integratori

	basso	medio	alto
Qualità del sonno	◯	◯	◯
Livello di energia	◯	◯	◯
Livello di attività	◯	◯	◯

Il mio stato d'animo

cattivo — normale — buono

◯◯◯◯◯◯◯◯◯

Esercizio

Note, obiettivi, eventi quotidiani

Registrazione degli alimenti

Alimentazione	Tempo	Immediatamente	Dopo 1 ora	Dopo 3 ore

Traccia la dieta, l'umore, i pasti, le calorie, i farmaci/gli integratori, l'esercizio fisico, il peso e l'intervento di bypass gastrico.

Libro di bordo della manica gastrica

Data :   /   /

Peso

Consumo di acqua

1 Coppa = 8 OZ

Farmaci/ integratori

	basso	medio	alto
Qualità del sonno	○	○	○
Livello di energia	○	○	○
Livello di attività	○	○	○

Il mio stato d'animo cattivo — normale — buono ○○○○○○○○○

Esercizio

Note, obiettivi, eventi quotidiani

Registrazione degli alimenti

Alimentazione	Tempo	Immediatamente	Dopo 1 ora	Dopo 3 ore

*Traccia la dieta, l'umore, i pasti, le calorie, i farmaci/gli integratori, l'esercizio fisico,
il peso e l'intervento di bypass gastrico.*

Libro di bordo della manica gastrica

Data :   / /

Peso

Consumo di acqua

1 Coppa = 8 OZ

Farmaci/ integratori

	basso	medio	alto
Qualità del sonno	○	○	○
Livello di energia	○	○	○
Livello di attività	○	○	○

Il mio stato d'animo   cattivo   normale   buono

Esercizio

Note, obiettivi, eventi quotidiani

Registrazione degli alimenti

Alimentazione	Tempo	Immediatamente	Dopo 1 ora	Dopo 3 ore

Traccia la dieta, l'umore, i pasti, le calorie, i farmaci/gli integratori, l'esercizio fisico, il peso e l'intervento di bypass gastrico.

Libro di bordo della manica gastrica

Data : / /

Peso

Consumo di acqua

1 Coppa = 8 OZ

Farmaci/ integratori

	basso	medio	alto
Qualità del sonno	○	○	○
Livello di energia	○	○	○
Livello di attività	○	○	○

Il mio stato d'animo

cattivo — normale — buono

○○○○○○○○○○

Esercizio

Note, obiettivi, eventi quotidiani

Registrazione degli alimenti

Alimentazione	Tempo	Immediatamente	Dopo 1 ora	Dopo 3 ore

Traccia la dieta, l'umore, i pasti, le calorie, i farmaci/gli integratori, l'esercizio fisico, il peso e l'intervento di bypass gastrico.

Libro di bordo della manica gastrica

Data : / /

Peso

Consumo di acqua

1 Coppa = 8 OZ

Farmaci/ integratori

	basso	medio	alto
Qualità del sonno	○	○	○
Livello di energia	○	○	○
Livello di attività	○	○	○

Il mio stato d'animo — cattivo ○○○○○○○○○ buono (normale)

Esercizio

Note, obiettivi, eventi quotidiani

Registrazione degli alimenti

Alimentazione	Tempo	Immediatamente	Dopo 1 ora	Dopo 3 ore

Traccia la dieta, l'umore, i pasti, le calorie, i farmaci/gli integratori, l'esercizio fisico, il peso e l'intervento di bypass gastrico.

Libro di bordo della manica gastrica

Data : / /

Peso

Consumo di acqua

1 Coppa = 8 OZ

Farmaci/ integratori

	basso	medio	alto
Qualità del sonno	○	○	○
Livello di energia	○	○	○
Livello di attività	○	○	○

Il mio stato d'animo

cattivo · normale · buono

○○○○○○○○○

Esercizio

Note, obiettivi, eventi quotidiani

Registrazione degli alimenti

Alimentazione	Tempo	Immediatamente	Dopo 1 ora	Dopo 3 ore

Traccia la dieta, l'umore, i pasti, le calorie, i farmaci/gli integratori, l'esercizio fisico, il peso e l'intervento di bypass gastrico.

Libro di bordo della manica gastrica

Data : / /

Peso

Consumo di acqua

1 Coppa = 8 OZ

Farmaci/ integratori

	basso	medio	alto
Qualità del sonno	○	○	○
Livello di energia	○	○	○
Livello di attività	○	○	○

Il mio stato d'animo — cattivo / normale / buono

○○○○○○○○○○

Esercizio

Note, obiettivi, eventi quotidiani

Registrazione degli alimenti

Alimentazione	Tempo	Immediatamente	Dopo 1 ora	Dopo 3 ore

Traccia la dieta, l'umore, i pasti, le calorie, i farmaci/gli integratori, l'esercizio fisico, il peso e l'intervento di bypass gastrico.

Libro di bordo della manica gastrica

Data : / /

Peso

Consumo di acqua

1 Coppa = 8 OZ

Farmaci/ integratori

	basso	medio	alto
Qualità del sonno	○	○	○
Livello di energia	○	○	○
Livello di attività	○	○	○

Il mio stato d'animo

cattivo · normale · buono

Esercizio

Note, obiettivi, eventi quotidiani

Registrazione degli alimenti

Alimentazione	Tempo	Immediatamente	Dopo 1 ora	Dopo 3 ore

Traccia la dieta, l'umore, i pasti, le calorie, i farmaci/gli integratori, l'esercizio fisico, il peso e l'intervento di bypass gastrico.

Libro di bordo della manica gastrica

Data : / /

Peso

Consumo di acqua

1 Coppa = 8 OZ

Farmaci/ integratori

	basso	medio	alto
Qualità del sonno	○	○	○
Livello di energia	○	○	○
Livello di attività	○	○	○

Il mio stato d'animo — cattivo ○○○○○○○○○ buono (normale)

Esercizio

Note, obiettivi, eventi quotidiani

Registrazione degli alimenti

Alimentazione	Tempo	Immediatamente	Dopo 1 ora	Dopo 3 ore

Traccia la dieta, l'umore, i pasti, le calorie, i farmaci/gli integratori, l'esercizio fisico,
il peso e l'intervento di bypass gastrico.

Libro di bordo della manica gastrica

Data : / /

Peso

Consumo di acqua

1 Coppa = 8 OZ

Farmaci/ integratori

	basso	medio	alto
Qualità del sonno	○	○	○
Livello di energia	○	○	○
Livello di attività	○	○	○

Il mio stato d'animo

cattivo · normale · buono

○○○○○○○○○

Esercizio

Note, obiettivi, eventi quotidiani

Registrazione degli alimenti

Alimentazione	Tempo	Immediatamente	Dopo 1 ora	Dopo 3 ore

Traccia la dieta, l'umore, i pasti, le calorie, i farmaci/gli integratori, l'esercizio fisico, il peso e l'intervento di bypass gastrico.

Libro di bordo della manica gastrica

Data : / /

Peso

Consumo di acqua

1 Coppa = 8 OZ

Farmaci/ integratori

	basso	medio	alto
Qualità del sonno	○	○	○
Livello di energia	○	○	○
Livello di attività	○	○	○

Il mio stato d'animo   cattivo · normale · buono
○○○○○○○○○

Esercizio

Note, obiettivi, eventi quotidiani

Registrazione degli alimenti

Alimentazione	Tempo	Immediatamente	Dopo 1 ora	Dopo 3 ore

*Traccia la dieta, l'umore, i pasti, le calorie, i farmaci/gli integratori, l'esercizio fisico,
il peso e l'intervento di bypass gastrico.*

Libro di bordo della manica gastrica

Data : / /

Peso

Consumo di acqua

1 Coppa = 8 OZ

Farmaci/ integratori

	basso	medio	alto
Qualità del sonno	◯	◯	◯
Livello di energia	◯	◯	◯
Livello di attività	◯	◯	◯

Il mio stato d'animo cattivo — normale — buono ◯◯◯◯◯◯◯◯◯

Esercizio

Note, obiettivi, eventi quotidiani

Registrazione degli alimenti

Alimentazione	Tempo	Immediatamente	Dopo 1 ora	Dopo 3 ore

Traccia la dieta, l'umore, i pasti, le calorie, i farmaci/gli integratori, l'esercizio fisico, il peso e l'intervento di bypass gastrico.

Libro di bordo della manica gastrica

Data : / /

Peso

Consumo di acqua

1 Coppa = 8 OZ

Farmaci/ integratori

	basso	medio	alto
Qualità del sonno	○	○	○
Livello di energia	○	○	○
Livello di attività	○	○	○

Il mio stato d'animo cattivo — normale — buono
○○○○○○○○○

Esercizio

Note, obiettivi, eventi quotidiani

Registrazione degli alimenti

Alimentazione	Tempo	Immediatamente	Dopo 1 ora	Dopo 3 ore

Traccia la dieta, l'umore, i pasti, le calorie, i farmaci/gli integratori, l'esercizio fisico, il peso e l'intervento di bypass gastrico.

Libro di bordo della manica gastrica

Data : / /

Peso

Consumo di acqua

1 Coppa = 8 OZ

Farmaci/ integratori

	basso	medio	alto
Qualità del sonno	○	○	○
Livello di energia	○	○	○
Livello di attività	○	○	○

Il mio stato d'animo — cattivo ○○○○○○○○○ buono (normale)

Esercizio

Note, obiettivi, eventi quotidiani

Registrazione degli alimenti

Alimentazione	Tempo	Immediatamente	Dopo 1 ora	Dopo 3 ore

Traccia la dieta, l'umore, i pasti, le calorie, i farmaci/gli integratori, l'esercizio fisico, il peso e l'intervento di bypass gastrico.

Libro di bordo della manica gastrica

Data : / /

Peso

Consumo di acqua

1 Coppa = 8 OZ

Farmaci/ integratori

	basso	medio	alto
Qualità del sonno	○	○	○
Livello di energia	○	○	○
Livello di attività	○	○	○

Il mio stato d'animo cattivo — normale — buono ○○○○○○○○○

Esercizio

Note, obiettivi, eventi quotidiani

Registrazione degli alimenti

Alimentazione	Tempo	Immediatamente	Dopo 1 ora	Dopo 3 ore

Traccia la dieta, l'umore, i pasti, le calorie, i farmaci/gli integratori, l'esercizio fisico, il peso e l'intervento di bypass gastrico.